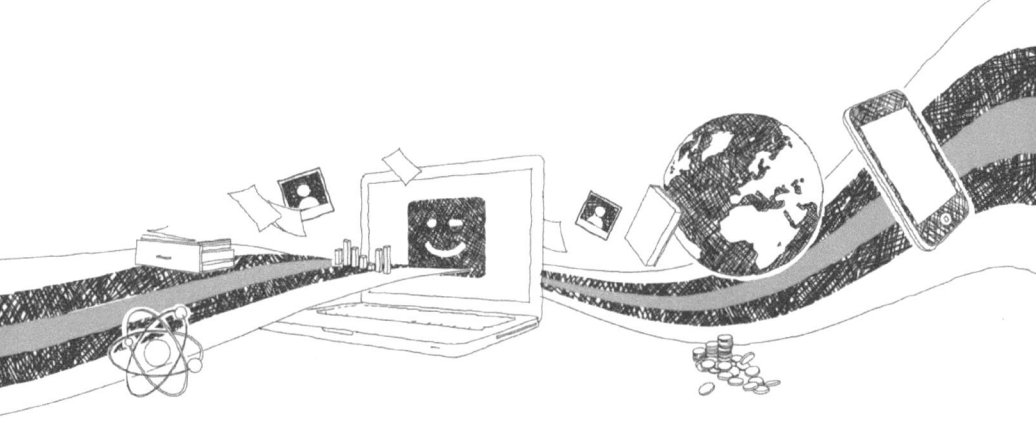
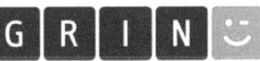

Bibliografische Information der Deutschen Nationalbibliothek:

Die Deutsche Bibliothek verzeichnet diese Publikation in der Deutschen National-
bibliografie; detaillierte bibliografische Daten sind im Internet über http://dnb.d-
nb.de/ abrufbar.

Impressum:

Copyright © 2018 GRIN Verlag
Druck und Bindung: Books on Demand GmbH, Norderstedt Germany
ISBN: 9783668852129

Dieses Buch bei GRIN:

https://www.grin.com/document/453183

Alexander Stein

Herausforderungen und Potentiale des Care und Case Managements am Beispiel der Herzinsuffizienz

GRIN Verlag

GRIN - Your knowledge has value

Der GRIN Verlag publiziert seit 1998 wissenschaftliche Arbeiten von Studenten, Hochschullehrern und anderen Akademikern als eBook und gedrucktes Buch. Die Verlagswebsite www.grin.com ist die ideale Plattform zur Veröffentlichung von Hausarbeiten, Abschlussarbeiten, wissenschaftlichen Aufsätzen, Dissertationen und Fachbüchern.

Besuchen Sie uns im Internet:

http://www.grin.com/

http://www.facebook.com/grincom

http://www.twitter.com/grin_com

RHEINISCHE FACHHOCHSCHULE KÖLN

University of Applied Sciences

Fachbereich: Medizinökonomie & Gesundheit

Studiengang: Medizinökonomie (M.Sc.)

Hausarbeit

Herausforderungen und Potentiale des Care und Case Managements am Beispiel der Herzinsuffizienz

Vorgelegt von: Alexander Stein

Sommersemester 2018

Inhaltsverzeichnis

1   Einleitung

Aufgrund des stetig steigenden Kostendrucks im deutschen Gesundheitssystem im Allgemeinen und der betriebswirtschaftlichen Herausforderungen der Leistungserbringer im Einzelnen ist in den letzten Jahrzehnten eine zunehmende Ökonomisierung der Medizin notwendig und immer bedeutsamer geworden. Die Leistungserbringer müssen demzufolge ihre begrenzten Ressourcen innerhalb der Leistungsprozesse möglichst effektiv und effizient einsetzen. Sie agieren dabei stets unter streng regulierten Rahmenbedingungen im Spannungsfeld zwischen der optimalen Behandlung des Patienten und der optimalen Ressourcenallokation.

Aufgrund dieses Sachverhaltes haben sich in der Medizinökonomie sukzessive interdisziplinäre Programme entwickelt, um den Anforderungen an eine effektive und effiziente Gesundheitsversorgung gerecht werden zu können. Die Steuerung dieser Prozesse innerhalb der Gesundheitsversorgung prägt das Care und Case Management. Managed Care ist dabei ein Prozess zur Maximierung des Nutzens der Gesundheitsversorgung für eine Bevölkerung im Rahmen der zur Verfügung stehenden, limitierten Ressourcen. Während Managed Care den Fokus lediglich auf die Versorgung der Patienten im Allgemeinen richtet, steht das Case Management für den expliziten Fall. Generell stehen sowohl das Care als auch das Case Management für eine Methodik und für die Organisationsgestaltung innerhalb des Leistungsprozesses von Leistungserbringern.

Die Prozessoptimierung bei der Behandlung von besonders häufig auftretenden Erkrankungen ist dabei essentiell, um der enormen Kostensteigerung im Gesundheitswesen entgegenwirken zu können. Am klinischen Beispiel der Herzinsuffizienz können – stellvertretend und exemplarisch für weitere chronische Krankheitsbilder – die diesbezüglichen Herausforderungen und Potentiale im Gesundheitssystem dargestellt werden. So verursachen Herz-Kreislauf-Erkrankungen seit Jahren die höchsten Kosten im deutschen Gesundheitswesen – im Jahr 2015 entfielen 46,4 Milliarden Euro und somit 13,7 % der Krankheitskosten auf diese Krankheitsgruppe.[1] Besonders die Koronare Herzkrankheit (KHK) bzw. die chronische Herzinsuffizienz bilden innerhalb dieser Krankheitsgruppe den größten Kostenblock.[2] Die Erkrankung Herzinsuffizienz ist mit einer Mortalität (bezogen auf fünf Jahre) von 50 % bis 80 % nach der Diagnosestellung

---

[1] Vgl. Statistisches Bundesamt: Krankheitskosten, 2016, www.destatis.de.
[2] Vgl. Statistisches Bundesamt: Krankheitskosten, 2016, www.destatis.de.

zum Teil maligner als viele Krebsformen.[3] In Industrieländern wie Deutschland kommt der Herzinsuffizienz deshalb eine immer weiter wachsende medizinische und gesundheitsökonomische Bedeutung zu.

Grundsätzlich bezeichnet das Krankheitsbild die Unfähigkeit des Herzens, den Körper ausreichend mit Blut bzw. Sauerstoff „[...] zu versorgen, um den Stoffwechsel unter Ruhe- wie unter Belastungsbedingungen zu gewährleisten."[4] Als häufigste Ursache wird für die chronische Herzinsuffizienz die KHK verantwortlich gemacht. So liegt bei über 65-jährigen Patienten[5] das Risiko fünf Jahre nach einem akuten Myokardinfarkt eine Herzinsuffizienz zu entwickeln bei 76 %.[6]

Vor dem Hintergrund des demographischen Wandels und der damit einhergehen Veränderung der Altersstruktur innerhalb der Bevölkerung, wird durch den medizinischtechnischen Fortschritt zukünftig ein Anstieg der Inzidenz und der Prävalenz der Herzinsuffizienz zu verzeichnen sein. Neben einer deutlichen Einschränkung der Autonomie für die Betroffenen bringt eine Herzinsuffizienz unter medizinökonomischen Kriterien zudem eine enorme finanzielle Belastung der Gesetzlichen Krankenversicherungen (GKV) mit sich. Der Schweregrad der Herzinsuffizienz steht somit nicht nur in direkter Korrelation mit der Letalität der Patienten, sondern auch mit den Behandlungskosten. Infolgedessen ist bezüglich der Varianz der Behandlungskosten ein Multiplikator von 30 festzustellen.

Aufgrund dieser Sachlage ist es also nicht verwunderlich, dass der Gemeinsame Bundesausschuss (G-BA) im April 2018 „[...] die Anforderungen an die strukturierte Behandlung von [...] Patienten mit Herzinsuffizienz aktualisiert und in einem eigenständigen Behandlungsprogramm (Disease Management Programm, DMP) festgelegt [hat]."[7] Somit hat der G-BA auf den aktuellen Versorgungsbedarf reagiert, indem dem bisherigen Modul Herzinsuffizienz innerhalb des Disease Management Programms Koronare Herzkrankheit nun ein eigenes DMP zugeschrieben wurde. Entwicklungen wie diese zeigen, dass es strukturiertem Vorgehen in der Behandlung solcher Krankheiten bedarf. Aufgrund der gesundheitsökonomischen Relevanz der chronischen Herzinsuffizienz ist daher eine effektive und effiziente Gesundheitsversorgung mittels Care und

---

[3] Vgl. Hülsmann M., Peinreich J. M.: Disease Management bei Herzinsuffizienz, 2015, S. 49.

[4] Vgl. Gemeinsamer Bundesausschuss: Strukturierte Behandlung der Herzinsuffizienz, 2018, www.g-ba.de.

[5] In dieser Arbeit ist bei Berufs-, Gruppen- oder Personenbezeichnungen stets auch die jeweils weibliche Form gemeint. Der Verfasser sieht daher bewusst von einer genderneutralen Ausdrucksweise ab.

[6] Zugck G. et al.: Gesundheitsökonomische Bedeutung der Herzinsuffizienz, 2010, S.633.

[7] Gemeinsamer Bundesausschuss: Strukturierte Behandlung der Herzinsuffizienz, 2018, www.g-ba.de.

Case Management unerlässlich, um eine höhere Lebensqualität und -erwartung sowie geringere Kosten und weniger Krankenhauseinweisungen erreichen zu können.[8]

1.1 Problemstellung, Zielsetzung und Forschungsfrage

Die aktuelle Versorgung von Patienten mit chronischer Herzinsuffizienz ist „[...] aufgrund der häufig fragmentierten und diskontinuierlichen Behandlung unbefriedigend."[9] Hinsichtlich der medizinischen und gesundheitsökonomischen Relevanz der chronischen Herzinsuffizienz sind strukturierte Organisationsabläufe und Methoden in der Behandlung dieser Erkrankung notwendig. Der Einsatz von Care und Case Management stellt alle Beteiligten vor große Herausforderungen. Gleichzeitig ergeben sich aber auch große Chancen bezüglich vorhandener Potentiale.

In dieser wissenschaftlichen Arbeit gilt es daher, genau diese Parameter zu erkennen und daraus Handlungsempfehlungen für die Leistungserbringer und andere relevanten Akteure im Gesundheitswesen abzuleiten.

Es soll schließlich die Forschungsfrage beantwortet werden, aus welchen konkreten Herausforderungen sich ggf. Potentiale ergeben und inwieweit durch diese erkannten Potentiale auch tatsächlich Qualitätssteigerungen und Kostensenkungen in der Behandlung der chronischen Herzinsuffizienz durch effizientes Care und Case Management möglich sind.

1.2 Vorgehensweise

Zu Beginn dieser Arbeit wird zunächst die Erkrankung Koronare Herzkrankheit sowie die chronische Herzinsuffizienz erläutert, um die Herausforderungen für die betroffen Patienten und für die Solidargemeinschaft zu verdeutlichen. Zur Einordnung der Dimensionen der Erkrankung werden anschließend epidemiologische sowie pathophysiologische Fakten erklärt. Hinsichtlich der Diagnostik und der Einteilung sowie der therapeutischen Maßnahmen wird im darauffolgenden Abschnitt eingegangen, wobei besonderer Beachtung die internationale Klassifikation der Schweregrade der Herzinsuffizienz geschenkt wird.

Im Kontext von Managed Care und insbesondere Case Management wird im anschließenden Kapitel das Begriffsverständnis und die daraus resultierende Ableitung für die Praxis hergestellt. Aus diesem Verständnis in Kombination mit den Gegebenheiten in der Praxis folgt die Schilderung der Anforderungen und Herausforderungen bei der

---

[8] Vgl. Lee W. C. et al.: Economic burden of heart failure, 2004, S. 362.
[9] Vgl. Gensichen J. et al.: Case Management für Patienten mit Herzinsuffizienz, 2004, S. 143.

Implementierung sowie Durchführung eines effektiven und effizienten Case Managements. Dabei werden parallel die Potentiale des Care und Case Managements aufgezeigt und mögliche Realisierungen dieser erläutert.

Vor dem Hintergrund der aktuellen disruptiven Umwälzungen durch die Digitalisierung aller Branchen, werden besonders die Potentiale der digitalen Transformation im Gesundheitswesen beleuchtet. Auch die Relevanz der Qualität im Case Management wird dabei nochmals verdeutlicht. Anschließend wird der Fokus auf die Prozessoptimierung innerhalb der Leistungserbringung sowie auf bereits durchgeführte Studien zum Themenkomplex des Case Managements bei Herzinsuffizienz gelegt.

Im Anschluss an dieses Kapitel werden die gewonnenen Erkenntnisse diskutiert und schließlich im Fazit zusammengefasst.

2 Koronare Herzkrankheit und chronische Herzinsuffizienz

Um die Herausforderungen der Patienten im Alltag und die der Leistungserbringer im Umgang mit der Koronaren Herzkrankheit bzw. der chronischen Herzinsuffizienz nachvollziehen zu können, ist zunächst eine Einführung in die Epidemiologie, Pathophysiologie, Einteilung, Diagnostik und Therapie notwendig.

Die Koronare Herzkrankheit bezeichnet eine ischämische Herzkrankheit, bei der die Koronararterien des Herzens meist aufgrund von Arteriosklerose verengt sind und dadurch eine verminderte Sauerstoffversorgung des Myokards folgt. Zu den Begleiterscheinungen gehören neben der Angina Pectoris auch beispielsweise kardiale Arrhythmien, eine Herzinsuffizienz sowie Myokardinfarkte und der plötzliche Herztod.

2.1 Epidemiologie

Da epidemiologische Daten zur chronischen Herzinsuffizienz für Deutschland nur teilweise verfügbar sind und zudem variieren, werden im Folgenden auch internationale Daten analysiert.

Die Prävalenz der chronischen Herzinsuffizienz steht in direkter Korrelation zum steigenden Alter. Mit steigendem Alter erhöht sich zugleich auch das Risiko einer Population an dieser Krankheit zu erkranken.[10] Hinsichtlich der Inzidenz ist in den letzten Jahren eine relativ konstante Rate zu verzeichnen.[11] So erkranken Männer mit etwa 375 Neuerkrankungen pro 100.000 in einem Jahr häufiger als Frauen mit 290 Neuerkrankungen pro 100.000.[12] Insgesamt ist die Prävalenz zwischen den Geschlechtern gleich hoch, jedoch erkranken Männer zumeist im jüngeren Alter.[13]

Die Herzinsuffizienz gehört in Deutschland zu den häufigsten Diagnosen im vollstationären Bereich und zudem zu den häufigsten Todesursachen.[14] Aufgrund der demogra-

---

[10] Vgl. Mosterd A. et al.: Prevalence of heart failure and left ventricular dysfunction, 1999, S. 447.

[11] Vgl. McMurray J. J., Stewart S.: Epidemiology, aetiology, and prognosis of heart failure, 2000, S. 596.

[12] Vgl. Roger V. L. et al.: Trends in heart failure incidence and survival, 2004, S. 344.

[13] Vgl. Störk S., Angermann C. E.: Das Interdisziplinäre Netzwerk Herzinsuffizienz, 2007, S. 14.

[14] Vgl. Neumann T. et al.: Heart failure: the commonest reason for hospital admission, 2009, S. 269.

phischen Entwicklung ist daher ein Anstieg der Patientenzahl mit Herzinsuffizienz zu erwarten.

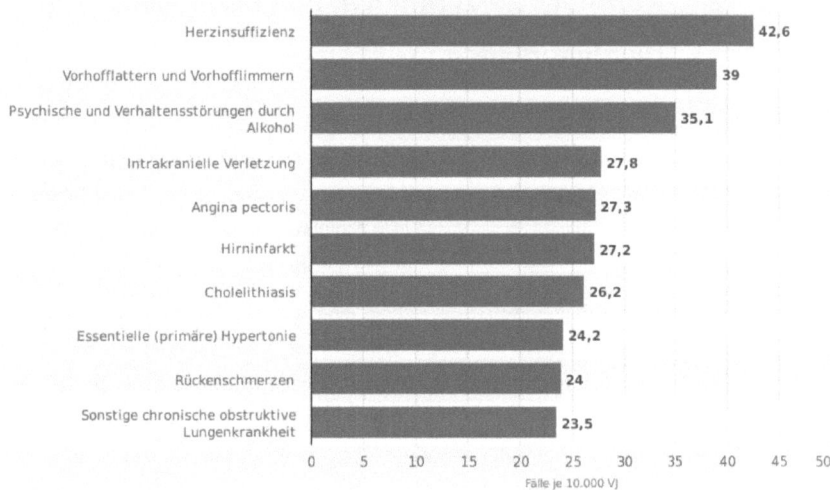

Abbildung 1: Zehn häufigste vollstationäre Diagnosen (3-stellige ICD10-Diagnosen) in Deutschland nach Krankenhausfällen im Jahr 2017 je 10.000 Versicherungsjahre (Quelle: Augurzky B. et al.: Krankenhausreport, 2018, S. 47)

2.2 Pathophysiologie und Einteilung

Eine Einteilung der Herzinsuffizienz ist von verschiedenen Perspektiven möglich. Grundsätzlich ist daher eine Unterteilung hinsichtlich des Verlaufs, der betroffenen Hälfte des Herzens sowie nach dem zugrundeliegenden Mechanismus' möglich.

Bezüglich des Verlaufes sind mit der akuten und chronischen Herzinsuffizienz zwei Typen zu unterscheiden. Die akute Herzinsuffizienz entwickelt sich innerhalb weniger Stunden bzw. Tage, wohingegen sich die chronische Herzinsuffizienz innerhalb von Monaten und Jahren manifestiert.

Hinsichtlich der Lokalisation der Herzinsuffizienz ist eine Unterteilung in drei Arten möglich. Bei der Linksherzinsuffizienz staut sich das Blut in der Vena pulmonalis zurück, sodass Dyspnoe und die Entwicklung eines Lungenödems möglich sind. Analog dazu ist bei einer Rechtsherzinsuffizienz eine Stauung zum Körper hin charakteristisch, sodass sich auch hier Ödeme – jedoch bevorzugt in den unter dem Herzen liegenden Räumen – bilden können. Eine globale Herzinsuffizienz beschreibt schließlich Charakteristika der Links- als auch der Rechtsherzinsuffizienz.

Funktionell ist eine Unterscheidung zwischen Vorwärts- und Rückwärtsversagen des Herzens möglich. In den Arterien kann beim Vorwärtsversagen kein ausreichender Druck gebildet werden, wohingegen beim Rückwärtsversagen – wie bereits zuvor beschrieben – das Blut in die Venen des Körpers bzw. der Lunge fließt.

Zur Einteilung der Stadien bei einer Herzinsuffizienz ist die Klassifikation der New York Heart Association (NYHA) maßgeblich. Diese Klassifikation bildet gegenwärtig die Grundlage für medizinische Leitlinien zur chronischen Herzinsuffizienz. Dabei erfolgt die Klassifizierung nach der Leistungsfähigkeit und den Symptomen des Patienten, weshalb die Einteilung eines Patienten in diese Stadien im zeitlichen Zusammenhang vor allem während der Therapie dynamisch variieren kann.

Tabelle 1: NYHA-Klassifikation bei Herzinsuffizienz (Quelle: Ärztliches Zentrum für Qualität in der Medizin: Nationale Versorgungsleitlinie Chronische Herzinsuffizienz, 2017, www.leitlinien.de)

NYHA I (asymptomatisch)	Herzerkrankung ohne körperliche Limitation. Alltägliche körperliche Belastung verursacht keine inadäquate Erschöpfung, Rhythmusstörungen, Luftnot oder Angina pectoris.
NYHA II (leicht)	Herzerkrankung mit leichter Einschränkung der körperlichen Leistungsfähigkeit. Keine Beschwerden in Ruhe und bei geringer Anstrengung. Stärkere körperliche Belastung verursacht Erschöpfung, Rhythmusstörungen, Luftnot oder Angina pectoris, z. B. Bergaufgehen oder Treppensteigen.
NYHA III (mittelschwer)	Herzerkrankung mit höhergradiger Einschränkung der körperlichen Leistungsfähigkeit bei gewohnter Tätigkeit. Keine Beschwerden in Ruhe. Geringe körperliche Belastung verursacht Erschöpfung, Rhythmusstörungen, Luftnot oder Angina pectoris, z. B. Gehen in der Ebene.
NYHA IV (schwer)	Herzerkrankung mit Beschwerden bei allen körperlichen Aktivitäten und in Ruhe, Bettlägerigkeit.

2.3 Diagnostik und Therapie

Wenn die zuvor beschriebenen Symptome auftreten, beginnt der behandelnde Arzt zunächst mit der körperlichen Untersuchung und kann allein schon aufgrund dieser klinischen Zeichen die Verdachtsdiagnose Herzinsuffizienz stellen. Mittels einer Echokardiographie werden anschließend die Herzklappen und das Perikard beurteilt, um die Verdachtsdiagnose zu bestätigen oder ausschließen zu können. Eine Röntgenaufnahme des Brustkorbes kann folgen. Zudem wird häufig eine Herzkatheteruntersuchung mit Koronarangiografie veranlasst, um Druckverhältnisse und Verengungen der Koronararterien beurteilen zu können. Auch eine Untersuchung mittels Magnetresonanzspektroskopie ist bei der Beurteilung hilfreich. Die Labordiagnostik umfasst Untersuchungen des Blutes, um beispielsweise Komplikationen der Herzinsuffizienz abschätzen zu können.

Hinsichtlich der Therapiemöglichkeiten wird zwischen kausalen, nicht-medikamentösen, medikamentösen sowie interventionellen und operativen Therapien unterschieden. Bei der kausalen Behandlung werden lediglich die Ursachen der Herzinsuffizienz therapiert (z. B. Senkung des erhöhten Blutdrucks). Zur nicht-medikamentösen Therapie zählt die Reduktion der Risikofaktoren (z. B. Adipositas), wohingegen bei einer medikamentösen Therapie ein Stufenschema innerhalb der Pharmakotherapie der Herzinsuffizienz angewendet wird. Von großer Bedeutung sind dabei ACE-Hemmer, da sie in allen NYHA-Stadien indiziert sind. Stufenweise folgen schließlich AT1-Antagonisten, Betablocker, Diuretika, Aldosteronantagonisten sowie Herzglykoside. Die interventionelle und operative Therapie ist geprägt von medizintechnischen Implantaten – wie beispielsweise ein implantierbarer Kardioverter-Defibrillator (ICD) oder ein sogenanntes Kunstherz – und führt bis zur ultima ratio: einer Herztransplantation. Neben der Schwere der Krankheit an sich, geht die Herzinsuffizienz mit schwerwiegenden Nebendiagnosen einher. Die häufigste Nebendiagnose ist die Koronare Herzkrankheit – dicht gefolgt von Vorhofflimmern und Vorhofflattern.

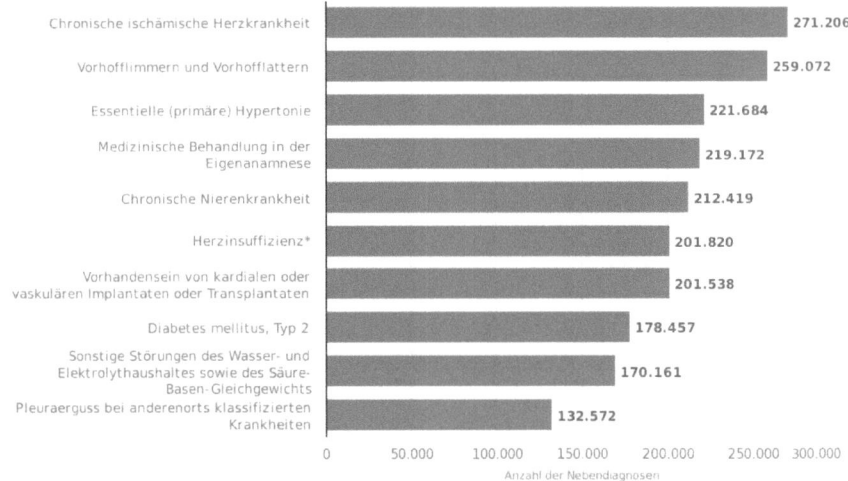

Abbildung 2: Häufigste Nebendiagnosen von Patienten mit Hauptdiagnose Herzinsuffizienz in deutschen Krankenhäusern im Jahr 2016 (Quelle: Statistisches Bundesamt: Fallpauschalenbezogene Krankenhausstatistik, 2017, www.destatis.de)

3 Care und Case Management

3.1 Dimension und Begriffsverständnis

Die Herzinsuffizienz ist nicht nur für den erkrankten Patienten, sondern wegen des hohen Behandlungsaufwands und der hohen Krankheitskosten auch für die Solidargemeinschaft innerhalb der Gesetzlichen Krankenversicherung eine belastende Herausforderung.[15] So stellt die chronische Herzinsuffizienz die häufigste Diagnose bei der Einweisung von Patienten über 65 Jahren in ein Krankenhaus dar.[16] Besonders die Wiedereinweisungsrate von 50 % nach 6 Monaten für betroffene Patienten stellt die Leistungserbringer und Kostenträger vor nur schwer zu bewältigende Herausforderungen.[17]

Die derzeitige Versorgung der circa 2 bis 3 Millionen erkrankten Menschen ist zum Teil unzureichend. So verläuft die Diagnostik und Therapie der betroffenen Patienten zumeist fragmentiert, unkoordiniert und diskontinuierlich. Diese Tatsache liegt vor allem darin begründet, dass die medizinische Versorgung im deutschen Gesundheitssystem seitens der Leistungserbringer oft nur kurzfristige Ziele verfolgt. Häufig reagiert der Leistungserbringer lediglich auf die vom Patienten geäußerten Symptome und verfolgt primär die Vermeidung von Exazerbationen und die Reduzierung von häufigen stationären Einweisungen.[18] Die Betreuung der Patienten erfolgt in der Regel sehr technik- und arzneimittelorientiert, sodass nur geringfügig an das Selbstmanagement des betroffenen Patienten appelliert wird.[19]

Aus diesen beschriebenen Herausforderungen in der Gesundheitsversorgung von erkrankten Patienten lassen sich enorme Potentiale ableiten. Die Basis dieser Potentiale ist ein strukturiertes, kontinuierliches und koordiniertes Versorgungsprogramm. Das Care und Case Management erfüllt diese Anforderungen und durchbricht die fragmentierte, unkoordinierte und diskontinuierliche Herangehensweise in den sehr unterschiedlichen Stufen der Versorgung. Die Herausforderungen an den Schnittstellen der gesamten Gesundheitsversorgung werden miteinander verknüpft, sodass durch das

---

[15] Vgl. O'Connel J. B.: The economic burden of heart failure, 2000, S. 3006.
[16] Vgl. Cowie M. R. et al.: Hospitalisation of patients with heart failure, 2002, S. 842.
[17] Vgl. Braunwald E., Bruns R. B.: Congestive heart failure, 2000, S. 4014.
[18] Vgl. SVR Gesundheit: Bedarfsgerechtigkeit, 2000, www.svr-gesundheit.de.
[19] Vgl. Moser D. K., Mann D. L.: Improving outcomes in heart failure, 2002, S. 2810.

kontinuierliche Monitoring des Patienten eine patientenorientierte Versorgung die Folge ist.

Dieses Potential des Case Managements verdeutlicht auch eine Meta-Analyse zu Disease Management Programmen bei Patienten mit Herzinsuffizienz im Rahmen des Case Managements. Diese kam zu dem Ergebnis, dass sich durch Disease Management Programme eine klinisch relevante, statistisch signifikante Reduktion der Mortalität um 21 % sowie der Rehospitalisierung um 13 % herbeiführen lässt.[20]

Der Begriff Case Management wurde in den 1950er Jahren in der Sozialarbeit entwickelt und erprobt, die die optimale Betreuung von Personen in der Sozialhilfe als Ziel verfolgte. Circa ein Jahrzehnt später wurde das Prinzip auch auf die medizinische Versorgung übertragen. Zunächst wurde Case Management lediglich in der Versorgung von Patienten mit psychiatrischen Erkrankungen angewendet – in den 1980er Jahren erfolgte schließlich die Ausdehnung der Anwendung in den meisten medizinischen Disziplinen und war geprägt von der Stärkung der Selbstverantwortung des Patienten.[21] Gegenwärtig wird der Begriff in der Medizin vor allem in der Langzeitversorgung bzw. in der sektorenübergreifenden Versorgung von Patienten verwendet.[22] Die etymologische Entwicklung des Begriffs zeigt somit die allgemeine Gültigkeit des Prinzips in den verschiedensten Bereichen der Versorgung von Menschen. Generell ist in der Medizin festzustellen, dass der Begriff im Zusammenhang mit dem Angebot zur Koordination der medizinischen Versorgung von chronisch erkrankten Patienten steht.[23] Eine Abgrenzung zu Disease Management Programmen ist insofern möglich, dass unter diesem Begriff eine auf das Individuum bezogene medizinische Vorgehensweise zu verstehen ist. Auch eine Implementierung von Disease Management Programmen in das Case Management als integraler Bestandteil ist somit nicht ausgeschlossen.[24]

Das *National Commitee for Quality Assurance (NCYQ)* definiert das Case Management wie folgt:

> *„Das Case Management (CM) ist ein Bündel von Leistungsangeboten zur Koordinierung der Versorgung und Nachsorge (Follow up) von Patienten mit ernsthaften oder chronischen Erkrankungen, um sicherzustellen, dass die Versorgung den Anforderungen evidenzbasierter Leitlinien entspricht. CM ist ein geplanter und strukturierter Ansatz zur Versorgung*

---

[20] Vgl. Goehler A. et al.: Meta-Analyse zu Disease-Management Programmen bei Patienten mit chronischer Herzinsuffizienz, 2004, www.egms.de.

[21] Vgl. Gibbs J. S. et al.: Living with and dying from heart failure, 2002, S. 2036.

[22] Vgl. Bernabei R. et al.: Randomised trial of impact of model of integrated care and case management, 1998, S. 1348.

[23] Vgl. Von Korff M., Goldberg D.: Improving outcomes in depression, 2001, S. 948.

[24] Vgl. Norris S. L. et al.: The effectiveness of disease and case management, 2002, S. 15.

*von chronisch kranken Menschen. (...) CM-Leistungsangebote schließen
eine Erhebung von Patientenbedürfnissen in den verschiedenen
Gesundheitsbereichen (biologisch, psychologisch, sozial), schriftliche
Versorgungspläne, um die Bedürfnisse zu erfüllen, eine systematische
Nachsorge, Hilfestellung zur Eigenverantwortung (self management) so-
wie eine regelmäßige, dem Bedarf entsprechende Überprüfung der
Behandlungspläne ein."[25]*

Ferner hat das *Center for Disease Control and Prevention* fünf Komponenten von Case Management vorgestellt. Zunächst sollten die Selektion und das aktive Aufsuchen der erkrankten Patienten erfolgen (Identifikation). Als zweiter Schritt ist anschließend das kontinuierliche und umfassende Erfassen der Bedürfnisse des Patienten von Bedeutung (Assessment). Es folgt die Planung, unter der die Therapieziele mit dem Patienten abgestimmt werden. Als vierter Schritt erfolgt die Koordination der Behandlung durch eine interdisziplinäre Behandlung. Schließlich ist das Monitoring ein wichtiger Faktor – also die regelmäßige und kontinuierliche Überwachung der Ergebnisse und zeitnahe Umsetzung indzierter Gegenmaßnahmen.[26]

3.2 Herausforderungen und Potentiale

Ergebnisse von Studien zum Case Management bei Patienten mit diagnostizierter Herzinsuffizienz wurden zu großen Teilen in anglo-amerikanischen Gesundheitssystemen erzielt, sodass eine Übertragung auf das deutsche Gesundheitssystem nicht unmittelbar erfolgen kann. Dennoch lässt sich bei Kenntnissen der Spezifikationen der deutschen Gesundheitsversorgung daraus ableiten, vor welchen Herausforderungen deutsche Patienten und Leistungserbringer stehen und welche Potentiale im Case Management stecken.

3.2.1 Anforderungen

Was Studien schon lange bewiesen haben, wurde erst im Oktober 2017 bundesweit für alle Krankenhäuser zur Pflicht. Seitdem gilt für alle Krankenhäuser die Rahmenvereinbarung zum Entlassmanagement (§ 39 Abs. 1a Satz 9 SGB V), wodurch eigentlich schon seit der Einführung des GKV-Versorgungsstärkungsgesetz im Jahre 2007 jeder Patient nach § 11 Abs. 4 SGB V Anspruch hat.[27] Somit haben die Patienten bei einer stationären Behandlung im Krankenhaus den „[...] gesetzlichen Anspruch auf eine ge-

---

[25] Gensichen J. et al.: Case Management für Patienten mit Herzinsuffizienz, 2004, S. 143.

[26] Vgl. Norris S. L. et al.: The effectiveness of disease and case management, 2002, S. 15.

[27] Vgl. PwC: Case Management im Krankenhaus, 2017, www.pwc.de.

regelte Versorgung im Anschluss an den Krankenhausaufenthalt, welcher durch das Krankenhaus nachzukommen ist."[28] Dieser Bestandteil der stationären Behandlung sichert in der Folge die bedarfsgerechte Versorgung nach einem Krankenhausaufenthalt und verbessert somit gleichzeitig die sektorenübergreifende Versorgung im Gesundheitswesen. Wie bereits zuvor erläutert wird durch diese gesetzliche Vorgabe an das Entlass- bzw. Case Management ein Großteil der Strukturen und Prozesse innerhalb der Krankenhausorganisation tangiert. Diese neu zu errichtenden Strukturen mit bereits vorhandenem Personal und ohne zusätzliche finanziellen Ressourcen gewährleisten zu können, stellt die Einrichtungen vor Probleme bezüglich der Umsetzbarkeit.

Die Rahmenvereinbarung zum Entlassmanagement betrifft konkret beispielsweise die Verordnung von Leistungen wie Heil- oder Hilfsmittel sowie Arzneimittel, Arbeitsunfähigkeitsbescheinigungen und häuslicher Krankenpflege.[29] Eine notwendige Voraussetzung dafür ist die Anpassung der IT-Systeme innerhalb des Krankenhauses, um die entsprechenden Daten konform der DSGVO den Kranken- und Pflegekassen firstgerecht zukommen lassen zu können.[30]

Grundsätzlich ist festzustellen, dass das Case Management bei Herzinsuffizienz komplex sein sollte, d. h., dass mindestens drei Elemente miteinander kombiniert werden sollten. Solche Elemente können beispielsweise eine Telefonerinnerung, die Mitarbeit von Angehörigen, die Orientierung an medizinischen Leitlinien, das Feedback des Patienten sowie ein Patientenbuch sein. Der Integrationsgrad einzelner Versorgungsbereiche sollte zusätzlich durch mindestens zwei Bereiche erzielt werden. Zu diesen Bereichen gehört grundsätzlich die klinische Medizin – Rehabilitation, Prävention, Sozialarbeit sowie Pflege ergänzen diesen Bereich. Ein ungeschulter Case Manager stellt die Patienten und Leistungserbringer im Case Management stets vor Herausforderungen. Aus diesem Grund ist eine hohe Professionalität des Case Managers gefordert. Ein multidisziplinäres Team stellt dabei das gewünschte Optimum im Case Management dar. Die Schulung zum Self Management ist bei der Stärkung des Patienten der Grenzwert für ein komplexes Case Management. Optimal ist hier jedoch sowohl das Self Management als auch das Self Monitoring.[31] Schon durch sogenannte Wearables und passende Apps auf mobilen Endgeräten ist ein effektives und effizientes Self Monitoring mit technischer Unterstützung möglich. Diese aktuellen technischen Entwicklungen unter den Oberbegriffen eHealth oder mHealth eröffnen grundsätzlich viel-

---

[28] Vgl. PwC: Case Management im Krankenhaus, 2017, www.pwc.de.
[29] Vgl. PwC: Case Management im Krankenhaus, 2017, www.pwc.de.
[30] Vgl. PwC: Case Management im Krankenhaus, 2017, www.pwc.de.
[31] Vgl. Gensichen J. et al.: Case Management für Patienten mit Herzinsuffizienz, 2004, S. 146.

versprechende Potentiale, um „[...] in viel größerem Umfang als je zuvor Daten zu sammeln, hieraus Muster abzuleiten und auf dieser Basis präventiv, prädiktiv, diagnostisch und therapeutisch Informationen zu entwickeln."[32] Unter eHealth sind „[...] alle Leistungen, Qualitätsverbesserungen und Rationalisierungseffekte [zu verstehen], die durch eine Digitalisierung von Datenerfassungs- und Kommunikationsprozessen im Gesundheitswesen erreichbar sind."[33] Der Begriff mHealth überträgt diese Definition auf mobile Endgeräte, wie bspw. Smartphones oder Tablets.[34] Das Potential dieser Möglichkeiten wird durch die Tatsache verdeutlicht, dass circa 80 % der deutschen Bevölkerung ab 14 Jahren ein Smartphone nutzen.[35] Somit kann die Digitalisierung der Bevölkerung „[...] die Informiertheit und Kompetenz des Patienten verbessern und damit Patientenautonomie und Gerechtigkeit steigern."[36]

3.2.2 Digitale Transformation

Im Allgemeinen ist die digitale Transformation mit ihren disruptiven und zugleich innovativen Aspekten der größte Treiber der Potentiale im Case Management. Der Begriff Digitalisierung beschreibt „[...] die zunehmende Unterstützung von Strukturen und Prozessen durch elektronische Anwendungen und Geräte."[37]

Aufgrund der Komplexität des deutschen Gesundheitssystems und der zum Teil offensichtlichen vorherrschenden wechselseitigen Abhängigkeiten, ist eine Transformation in jeglicher Hinsicht äußerst schwierig und aufwendig. Schon die Unterteilung zwischen ambulanten und stationären Sektor sowie „[...] die Heterogenität der verschiedenen Anbieter medizinischer Dienstleistungen [...]"[38] in Kombination mit verschiedensten IT-Systemen erschwert die Implementierung einheitlicher Standards oder Schnittstellen. Besonders im Case Management wären eben solche einheitlichen Elemente ein enormer Vorteil in der Behandlung der erkrankten Patienten. Aktuell ist aufgrund der ordnungspolitischen Normen eine Einführung solcher Elemente auf regionaler, nationaler oder sogar internationaler Ebene nur schwer möglich. Als Basis einer solchen Transformation wäre schon die Implementierung einer digitalen Patienten- bzw. Krankenakte, eine digitale Medikationsoptimierung oder die digitale Unterstützung transsektoraler Behandlungsabläufe ausreichend. Die strengen regulatorischen Rahmenbedingungen

---

[32] Vgl. Horneber M., Deges S.: Revolutionary Hospital, 2018, S. 67.

[33] Vgl. Korb H.: Integrierte Versorgung bei chronischer Herzinsuffizienz: Möglichkeiten der Telemedizin, 2005, S. 134.

[34] Vgl. WHO: mHealth, 2011, S. 6.

[35] Wehkamp K.: Dokumentation im digitalen Workflow – Das Baukasten-Prinzip. f&w – führen und wirtschaften im Krankenhaus, Bibliomed-Verlag, 9/2016.

[36] Vgl. Horneber M., Deges S.: Revolutionary Hospital, 2018, S. 70.

[37] Vgl. Horneber M., Deges S.: Revolutionary Hospital, 2018, S. 69.

[38] Vgl. Horneber M., Deges S.: Revolutionary Hospital, 2018, S. 68.

wurden in den vergangenen Monaten zunehmend gelockert, wie es sich beispielsweise in der Telemedizin und in der Lockerung des Fernbehandlungsverbots für Ärzte zeigt.

Als ein wesentlicher Baustein des Care und Case Managements ist die Telemedizin anzusehen. Die WHO definiert Telemedizin als „[...] die Erbringung von Gesundheits-dienstleistungen unter Verwendung von Informations- und Kommunikationstechnolo-gien zum Austausch gültiger Informationen für Diagnose, Therapie und Prävention von Krankheiten, wenn dabei die räumliche Entfernung einen kritischen Faktor darstellt."[39] Durch sie werden also nicht nur Distanzen überwunden, sondern auch unabhängig von Ort und Zeit Leistungen bereitgestellt. Sie sorgt somit grundsätzlich für eine verbesser-te Erreichbarkeit, Versorgungskontinuität und einen besseren Austausch der Leis-tungserbringer untereinander.[40] Bisher ist die Einführung von telemedizinischen Leis-tungen hinsichtlich der Betreuung sowie der Führung und Steuerung der Therapien lediglich punktuell festzustellen. Durch die aktuellen Voraussetzungen bietet die Tele-medizin zurzeit mehr denn je die realistische Basis für die Implementierung dieses In-strumentes zur Steuerung des Datenflusses zwischen Patienten und ambulantem bzw. stationärem Sektor. In seinem Gutachten aus dem Jahr 2001 hat der Sachverständi-genrat zur Konzentrierten Aktion im Gesundheitswesen eine Über- und Unterversor-gung bei mehreren Erkrankungen festgestellt und dabei ein Rationalisierungspotential von 20 % der Aufwendungen ermittelt, die ohne eine Verschlechterung der Gesund-heitsversorgung möglich sind. Erschwerend hinzu kommt, dass die administrativen Kosten im deutschen Gesundheitssystem zwischen 20 % und 40 % betragen und die-se durch ein optimiertes Datenerfassungs- und Kommunikationsmanagement deutlich verringert werden könnten. Diese Feststellung betrifft nicht nur die Telemedizin im Ein-zelnen, sondern auch das Thema eHealth allgemein.

Internationale Studien zur Bedeutung der Telemedizin unter medizinökonomischen Aspekten zeigen sehr überzeugend, dass die Hospitalisierungsrate, die Verweildauer sowie Rehospitalisierungsrate bei multimorbiden Patienten signifikant reduziert und gleichzeitig zu einer enormen Reduktion der Kosten für Aufenthalte in Kliniken herbei-geführt werden kann.[41]

---

[39] Korb H.: Integrierte Versorgung bei chronischer Herzinsuffizienz: Möglichkeiten der Teleme-
     dizin, 2005, S. 134.
[40] Vgl. Horneber M., Deges S.: Revolutionary Hospital, 2018, S. 89.
[41] Vgl. Korb H.: Integrierte Versorgung bei chronischer Herzinsuffizienz: Möglichkeiten der Te-
     lemedizin, 2005, S. 134.

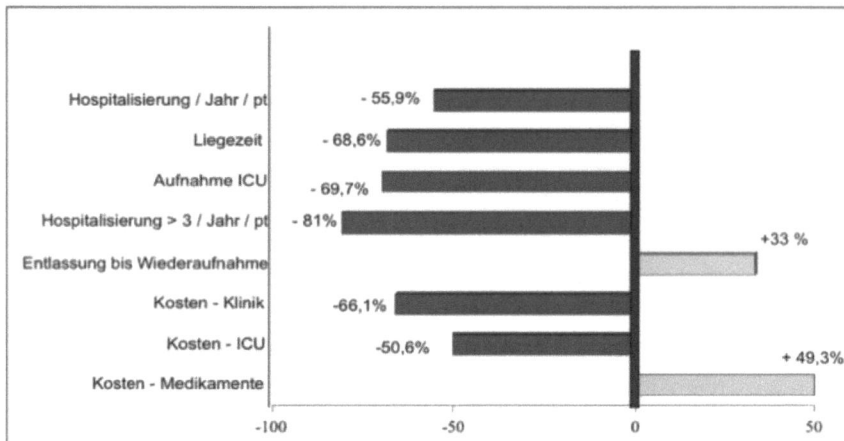

Abbildung 3: Veränderung ausgewählter Parameter durch die Implementierung von Telemonitoring im Case Management multimorbider Patienten (Quelle: Korb H.: Integrierte Versorgung bei chronischer Herzinsuffizienz: Möglichkeiten der Telemedizin, 2005, S. 135)

3.2.3 Qualität, Ressourcenallokation und Kosten

Aufgrund des exponentiell voranschreitenden technologischen Fortschritts ergibt sich eine völlig neue Bandbreite an medizinischen Potentialen. Von dieser Disruption im Gesundheitswesen ist besonders die Struktur-, die Prozess- und die Ergebnisqualität im Case Management betroffen. Eine Optimierung kann in diesen Bereichen vor allem durch die Digitalisierung erzielt werden. So können bezüglich der Strukturqualität beispielsweise der Personaleinsatz oder die dienstlichen Kommunikations- bzw. Informationsabläufe verbessert werden. Die Minimierung der strukturellen Mängel beeinträchtigt in der Folge weniger den Erfolg des Case Managements. Hinsichtlich der Prozessqualität lassen sich durch digitalisierte Prozesse die Effizienz der Abläufe und die Allokation der Ressourcen enorm verbessern. Da die Herausforderungen der Ressourcenallokation durch die Komplexität der Medizin potenziert werden, ist ein Ansatz innerhalb der Prozessqualität von besonders großer Bedeutung. In der Summe erzielen digitale Maßnahmen objektiv eine deutliche Steigerung der Ergebnisqualität. Mittelfristig könnte dabei auch schon Künstliche Intelligenz (KI) bspw. bei der Erkennung von frühzeitigen Warnzeichen von Erkrankungen wie der Herzinsuffizienz bzw. der KHK zum Einsatz kommen. KI wird bereits erfolgreich in der Pathologie und der Radiologie bei der Diagnose eingesetzt.

Aufgrund der Tatsache, dass Medizin stark abhängig von Ressourcen ist, ergeben sich bei steigendem Mangel an Ressourcen und konstanten Strukturen in der Regel ein Verlust an Qualität. Damit dies verhindert wird und qualitative Steigerungen im Case Management möglich sind, ist ein regelmäßiges Assessment als Voraussetzung notwendig. Eine Erfassung der sozialen und medizinischen Bedürfnisse des Patienten ist dabei essentiell. Dadurch ist die Entstehung eines entscheidenden Vorteils im Case Management bei Herzinsuffizienz festzustellen: Das frühzeitige Erkennen von beunruhigenden Symptomen und eine Anpassung der Arzneimittel kann einer Exazerbation suffizient entgegenwirken.[42]

Ferner ist folgendes festzustellen:

> *„Da ein Großteil der Prozesse durch die Vereinbarungen zum Entlassmanagement im Krankenhaus zu betrachten und zu optimieren ist, besteht auch für jedes Krankenhaus die Chance, ökonomische Potenziale zu heben. Dies ergibt sich zum einen durch die Optimierung der Prozesse im gesamten Haus und zum anderen durch die Steuerung komplexer Behandlungsfälle, die häufig mit einer überdurchschnittlich langen Verweildauer und einer zeitintensiven Behandlung einhergehen. Durch die nähere Betrachtung der durch das Entlassmanagement identifizierten Patienten können personelle, strukturelle und finanzielle Ressourcen geschont werden, sofern die Prozesskette zielorientiert optimiert und erfolgreich implementiert wurde."[43]*

Dass die Implementierung eines Case-Management-Programmes sinnvoll ist, zeigt eine Studie basierend auf Routinedaten einer großen deutschen Krankenkasse. Dabei wurde die Standardbehandlung für Patienten mit Herzinsuffizienz (Kontrollgruppe) mit einem Case-Management-Programm für dieselbe Erkrankung (Interventionsgruppe) verglichen. Demnach waren in der Interventionsgruppe weniger Hospitalisierungen und Rehospitalisierungen zu verzeichnen als im selben Zeitraum in der Kontrollgruppe. Zusätzlich waren die durchschnittlichen jährlichen Kosten von 222,22 Euro in der Interventionsgruppe um 67,5 % niedriger als in der Kontrollgruppe (638,88 Euro). Hinsichtlich der Mortalität beider Gruppen war kein signifikanter Unterschied zu verzeichnen. Ein Anstieg der Arzt-Kontakt-Rate war jedoch in der Interventionsgruppe festzustel-

---

[42] Vgl. Gensichen J. et al.: Case Management für Patienten mit Herzinsuffizienz, 2004, S. 152.

[43] Vgl. PwC: Case Management im Krankenhaus, 2017, www.pwc.de.

len.[44] Zu erwähnen sind außerdem die wesentlichen Komponenten des untersuchten Case-Management-Programmes. Es erfolgte die „[...] Anwendung einer leitlinienbasierten Arzneimitteltherapie anhand einer vordefinierten Positivliste (einschließlich Arzneimittel-Interaktionen), welche als verbindliche Leitlinie für alle teilnehmenden Ärzte gilt."[45] Des Weiteren wurde frühzeitig ein Kardiologe mit eingebunden sowie ein fachärztlicher Termin innerhalb von 10 Tagen nach der Ersteinschreibung garantiert. Die Kontrolluntersuchungen des Kardiologen wurden zudem stets in vorgeschriebenen Intervallen ohne Begrenzung der fachärztlichen Versorgung durchgeführt. Schließlich wurde die Verordnung von Telemedizin sowie ein telemedizinisches Monitoring verordnet.[46] Als oberstes Ziel dieses Case-Management-Programmes wird die verbesserte Gesundheitsversorgung von an Herzinsuffizienz erkrankten Patienten bei einer qualitativ konstanten Gewährleistung der medizinischen Behandlung sowie eine optimale Allokation der Ressourcen verfolgt. Unnötige Doppeluntersuchungen werden durch eine enge Kooperation zwischen den einzelnen Leistungserbringern – besonders aber zwischen dem behandelnden Kardiologen und dem Hausarzt – vermieden. Die Bindung an die aktuellen medizinischen Leitlinien stellt zudem auch die Behandlung lege artis sicher.

Diese Studie aus dem Jahr 2012 verdeutlicht, dass sich durch ein Case-Management-Programm zwangsläufig zwar die Arzt-Kontakt-Rate erhöht, sich gleichzeitig aber auch die durchschnittlichen Kosten der Behandlung deutlich verringern. Besonders klinische Prüfungen zur Herzinsuffizienz erzielen oftmals positive Behandlungsergebnisse, die jedoch in der Praxis in weiten Teilen nicht umgesetzt werden können. Dies zeigt beispielsweise die Tatsache, dass in Österreich „[...] 64 % der Patienten nicht einmal die Hälfte der in den Leitlinien vorgesehenen Medikamenten-Dosierung erhalten, also deutlich untertherapiert sind."[47] Mitglieder der „Arbeitsgruppe Herzinsuffizienz" weisen darauf hin, dass diese Therapielücken weder durch Unwissenheit noch durch Unwillen der Leistungserbringer verursacht werden, sondern auf strukturelle Defizite zurückzuführen sind. Wie bereits zuvor beschrieben, lässt sich vor allem durch die Digitalisierung eine optimale Strukturqualität erzielen.[48]

---

[44] Vgl. Hendricks V. et al.: Case-Management-Programm für Patienten mit chronischer Herzinsuffizienz, 2014, S. 264.

[45] Hendricks V. et al.: Case-Management-Programm für Patienten mit chronischer Herzinsuffizienz, 2014, S. 264.

[46] Vgl. Hendricks V. et al.: Case-Management-Programm für Patienten mit chronischer Herzinsuffizienz, 2014, S. 264.

[47] Vgl. Hülsmann M., Peinreich J. M.: Disease Management bei Herzinsuffizienz, 2015, S. 44.

[48] Vgl. Hülsmann M., Peinreich J. M.: Disease Management bei Herzinsuffizienz, 2015, S. 44.

3.2.4 Strukturwandel

Das Case Management von Erkrankungen wie der Herzinsuffizienz ist ein patienten-orientierter Ansatz, der in Zukunft immer mehr an Bedeutung gewinnen wird. Medizin wird zukünftig weitestgehend personalisiert und individualisiert sein – das Case Management wird dieser Anforderung schon heute in weiten Teilen gerecht. Besonders bei hochsensiblen Organen wie dem Herz, sind solche patientenzentrierten Ansätze essentiell. Vor dem Hintergrund der erkannten Herausforderungen und Potentiale im Rahmen der Digitalisierung wird mittelfristig zwangsläufig die Frage aufkommen, inwieweit beispielsweise die Bezeichnungen „Krankenhaus" oder „Krankenkasse" noch Bestand haben. So wird das Smart Hospital der Zukunft von den Strukturen des Case Managements geprägt sein. Der Patient wird im Zentrum der zukünftigen Gesundheitsversorgung stehen, sodass der Patient auch Gastfreundschaft („Smart Hospitality") empfinden muss. Das Case Management zeichnet dieses Prinzip vor, indem es auch auf die sozialen Bedürfnisse der Patienten eingeht. Dabei trägt das Case Management sehr wohl zur Ökonomisierung der Medizin bei, vermittelt dem Patienten jedoch nicht unmittelbar, dass er im Gesundheitssystem als Gut wahrgenommen wird. Digitalisierte Prozesse werden den „[...] Wunsch der Patienten nach einem optimalen Service im Krankenhaus, nach einem hotelähnlichen Umfeld, nach dem Vermeiden von Wartezeiten [...]"[49] sowie nach einer individualisierten Beratung und Therapie erfüllen können. Das ausgeprägte Service-Bewusstsein der Patienten beeinflusst die Patienten (zukünftig) in der Hinsicht, dass Sie aufgrund ihrer freien Arztwahl entscheiden, in welcher Fachabteilung oder durch welchen Facharzt sie sich behandeln lassen. Patienten erwarten somit unter qualitativen Aspekten eine Transparenz zum Angebot von Leistungserbringern. Herausfordernd und wichtig für die Leistungserbringer wird in diesem Zusammenhang nicht nur die Therapiequalität, sondern auch das (strategische) Marketing sein.[50]

---

[49] Horneber M., Deges S.: Revolutionary Hospital, 2018, S. 150.
[50] Vgl. Horneber M., Deges S.: Revolutionary Hospital, 2018, S. 175.

4 Diskussion

Zunächst ist zu konstatieren, dass keine ausreichend validen epidemiologischen Daten zur chronischen Herzinsuffizienz in Deutschland vorhanden sind, was die Auswertungen der aktuell zur Verfügung stehenden stark variierenden Daten zu dieser Erkrankung qualitativ fragwürdig erscheinen lässt. Eine standardisierte Erhebung von Daten zur Inzidenz und Prävalenz der Herzinsuffizienz im ambulanten und stationären Sektor ist daher notwendig, um überhaupt effektive und effiziente Maßnahmen ableiten zu können.

Die Therapie der Herzinsuffizienz wird u. a. aufgrund des medizinischen Fortschritts fortlaufend optimierter und individualisierter. Damit diese Entwicklungen sowohl den Leistungserbringern als auch den Patienten Nutzen stiften, müssen die vorhandenen Konzepte im Care und Case Management auch implementiert, umgesetzt und schließlich stetig angepasst werden. Das strukturierte Entlassmanagement ist seit dem Jahr 2017 zur Pflicht für Krankenhäuser geworden, jedoch besteht zurzeit noch keine Regelung zu den Pflichten im Rahmen des Case Managements für ambulante Leistungserbringer. Das deutsche Gesundheitssystem ist diesbezüglich vielfach von Empfehlungen statt von Verpflichtungen für die Leistungserbringer geprägt. In den medizinökonomisch besonders relevanten Bereichen bzw. Krankheitsbildern muss deshalb eine verpflichtende Normenkultur herbeigeführt werden, die nicht nur vom Gesetzgeber, sondern auch von den Leistungserbringern selber vorangetrieben werden muss.

Die Gesundheitsversorgung in Deutschland entspricht in einzelnen Teilen nicht dem Anspruch eines Industrielandes. Im Gegensatz zu Entwicklungs- und Schwellenländern sollte Deutschland als Vorreiter einer effektiven und effizienten Gesundheitsversorgung vorangehen. Diesem Anspruch wird es aktuell in der oftmals fragmentierten, unkoordinierten und diskontinuierlichen Diagnostik und Therapie von Patienten nicht gerecht. Der kurzfristigen Zielverfolgung der Leistungserbringer müssen Anreize gegenübergestellt werden, die eben diesem Verhalten entgegenwirken. Demnach sollten Elemente des Case Managements auch in die allgemeine Gesundheitsversorgung implementiert werden. Ein zentrales Element dabei ist das Selbstmanagement des Patienten. Als Manager der eigenen Gesundheit müssen Menschen eigenverantwortlich ihre Gesundheit erhalten bevor sie überhaupt zu Patienten werden. Dieses Prinzip ist sogar gesetzlich verankert. So besagt § 1 SGB V folgendes:

„Die Versicherten sind für ihre Gesundheit mitverantwortlich; sie sollen durch eine gesundheitsbewußte Lebensführung, durch frühzeitige Betei-

ligung an gesundheitlichen Vorsorgemaßnahmen sowie durch aktive Mitwirkung an Krankenbehandlung und Rehabilitation dazu beitragen, den Eintritt von Krankheit und Behinderung zu vermeiden oder ihre Folgen zu überwinden."[51]

Nie war es einfacher als heute, die eigene Gesundheit zu überwachen. Durch die Digitalisierung sowie durch eHealth und mHealth ist das Informieren über gesundheitsrelevante Themen und die Überwachung der eigenen Gesundheit einfach und alltäglich geworden. Übertragen auf die Erkrankung Herzinsuffizienz ist so bspw. die ständige Messung der Herzfrequenz und des Herzrhythmus durch Wearables exemplarisch eine Möglichkeit des Monitorings und verdeutlicht das Potential dieser Technologien. Im Case Management der betroffenen Patienten ist daher das Self Management als einer der wichtigsten Komponenten anzusehen.

Damit eine bestmögliche digitale Transformation im Gesundheitswesen gelingt, müssen wechselseitige Abhängigkeiten abgebaut sowie IT-Systeme vereinheitlicht werden. Zudem ist die Trennung von ambulantem und stationärem Sektor weitestgehend aufzubrechen, damit Synergien entstehen und Potentiale gehoben werden können.

Eine optimierte Gesundheitsversorgung lässt sich vor allem durch eine Verbesserung der Strukturqualität mit Hilfe der Digitalisierung herbeiführen. In Kombination mit einer Verbesserung der Prozessqualität ist schließlich auch die Optimierung der Ergebnisqualität möglich. Vor dem Hintergrund des enormen Einsparpotentials bei vielen Erkrankungen ist der Qualitätsfaktor besonders im Case Management von hoher Bedeutung.

Ordnungspolitische Regulierungen wurden durch entsprechende Gesetze vom Gesetzgeber (z. B. eHealth-Gesetz) oder durch Beschlüsse der zuständigen Berufskammern (Fernbehandlungsverbot für Ärzte) gelockert. Dennoch besteht diesbezüglich weiterhin enormer Handlungsbedarf, um das Innovationspotential in Deutschland nicht zu bremsen und das Gesundheitswesen und vor allem das Case Management stetig zu optimieren. Inwieweit und in welcher Geschwindigkeit die regulatorischen Anpassungen in der Praxis zukünftig ihre Wirkung entfalten werden, bleibt weiterhin abzuwarten.

---

[51] SGB V: § 1 Solidarität und Eigenverantwortung, 1988, BGBl. I S. 2477.

5 Fazit und Ausblick

Zusammenfassend ist festzustellen, dass sich wesentlich mehr Potentiale als Herausforderungen im Care und Case Management am Beispiel der Herzinsuffizienz ergeben. Der größte Treiber dieser Potentiale stellt die digitale Transformation dar. Vor allem im Case Management sind spürbare Fortschritte bezüglich digitaler Patienten- bzw. Krankenakte, papierlosem Krankenhaus, digitaler Medikationsoptimierung, Implementierung von KI und digitale Unterstützung des Self Managements der Patienten äußerst erstrebenswert. Durch diese Potentiale kommt es zu Qualitätssteigerungen und Kosteneinsparungen, sodass nicht nur die langfristige Finanzierbarkeit des deutschen Gesundheitssystems gesichert, sondern auch die allgemeine Zufriedenheit der Patienten sowie die Arbeitsbedingungen der Beschäftigten im Gesundheitswesen maßgeblich verbessert wird. Folglich können dadurch Berufe im Gesundheitswesen wieder an Attraktivität gewinnen, sodass dem besonders in dieser Branche spürbaren Fachkräftemangel effektiv entgegengewirkt werden kann.

Es wird bei umfassender Betrachtung deutlich, dass es ohne eine zentrale Koordinierung im Entlass- und insbesondere im Case Management trotzdem zu Doppelarbeiten kommt und ökonomische Potentiale nicht gehoben werden. Aus diesem Grunde muss in jedem Fall ein ausreichend qualifizierter Case Manager im Krankenhaus die Herausforderungen kennen und ein individuell auf die Versorgungssituation abgestimmtes Konzept mit effizienter Fallsteuerung sowie effizienten Prozessen zur Hebung der ökonomischen Potentiale gewährleistet sein. Hierbei ist es sehr wichtig, dass das Case Management aus mehreren Elementen hinsichtlich des Integrationsgrades mehrerer Versorgungsbereiche, der Professionalität des Case Managers sowie der Patientenstärkung bestehen sollte, damit in der Summe ein komplexes Case Management seine Effektivität entfalten kann.

Bei einer optimalen Ressourcenallokation innerhalb des Case Managements der Herzinsuffizienz lässt sich die Mortalität und die Rehospitalisierungsrate signifikant reduzieren. Vor dem Hintergrund, dass Patienten mit diagnostizierter Herzinsuffizienz zumeist eine Multimorbidität aufweisen und zudem die Rehospitalisierungsrate nach sechs Monaten circa 50 % beträgt, ist ein effektives und effizientes Case Management ein spürbarer Vorteil für Patienten und Leistungserbringer.

In Zusammenhang mit dem kontinuierlichen Strukturwandel werden sich die Anforderungen der Patienten zukünftig wesentlich verändern, sodass das Case Management schon heute für die Herausforderungen der Zukunft vorbereitet. Auf der Seite der Leistungserbringer muss die Qualität weiterhin verbessert werden, damit sie im Wettbewerb um die Patienten bestehen können.

Der patientenorientierte Ansatz des Case Managements stellt somit eine zukunftsweisende Methodik dar, die besonders bei medizinökonomisch signifikanten Erkrankungen wie der Herzinsuffizienz enorme Potentiale heben kann und somit zum Vorteil aller Akteure im Gesundheitswesen genutzt werden kann. Grundsätzlich stellt sich nicht die Frage, ob sich dieser Strukturwandel flächendeckend durchsetzen wird, sondern vielmehr, wann bzw. wie schnell dieser vollzogen werden kann und welche Rolle dabei das Gesundheitssystem in Deutschland einnehmen wird.

Abbildungsverzeichnis

Tabellenverzeichnis

Abkürzungsverzeichnis

ACE	Angiotensin Converting Enzym
AT1	Angiotensin-II-Rezeptor-Subtyp-1
DMP	Disease Management Programm
DSGVO	Datenschutzgrundverordnung
G-BA	Gemeinsamer Bundesausschuss
GKV	Gesetzliche Krankenversicherung
ICD	Implantable cardioverter-defibrillator
KHK	Koronare Herzkrankheit
NCYQ	National Commitee for Quality Assurance
NYHA	New York Health Association
SGB	Sozialgesetzbuch
WHO	World Health Organization

Quellenverzeichnis

Ärztliches Zentrum für Qualität in der Medizin [Ärztliches Zentrum für Qualität in der Medizin: Nationale Versorgungsleitlinie Chronische Herzinsuffizienz, 2017]: Nationale Versorgungsleitlinie Chronische Herzinsuffizienz. Die NYHA-Klassifikation (2017). https://www.leitlinien.de/nvl/html/nvl-chronische-herzinsuffizienz/kapitel-1#section-6 (zugegriffen am 23. August 2018).

Augurzky B., Hentschker C., Pilny A., Wübker A. [Augurzky B. et al.: Krankenhausreport, 2018]: Krankenhausreport 2018. Schriftenreihe zu Gesundheitsanalyse. Akutstationäres Versorgungsgeschehen. Barmer Krankenhausreport, Band 11, Nr. 1, 2018.

Bernabei R., Landi F., Gambassi G., Sgadari A., Zuccala G., Mor V., Rubenstein L. Z., Carbonin P. [Bernabei R. et al.: Randomised trial of impact of model of integrated care and case management, 1998]: Randomised trial of impact of model of integrated care and case management for older people living in the community. British Medical Journal, Band 316, Nr. 7141, 1998.

Braunwald E., Bruns R. B. [Braunwald E., Bruns R. B.: Congestive heart failure, 2000]: Congestive heart failure – Fifty years of progress. Circulation, Band 102, Nr. 4, 2000.

Cowie M. R., Fox K. F., Wood D. A., Metcalfe C., Thompson S. G., Coats A. J., Poole-Wilson P. A., Sutton G. C. [Cowie M. R. et al.: Hospitalisation of patients with heart failure, 2002]: Hospitalisation of patients with heart failure – A population based study. European Heart Journal, Band 23, Nr. 11, 2002.

Gemeinsamer Bundesausschuss [Gemeinsamer Bundesausschuss: Strukturierte Behandlung der Herzinsuffizienz, 2018]: Strukturierte Behandlung der Herzinsuffizienz künftig in eigenständigem Disease-Management-Programm. https://www.g-ba.de/institution/presse/pressemitteilungen/746/ (zugegriffen am 04. August 2018).

Gensichen J., Beyer M., Küver C., Wang H., Gerlach F. M. [Gensichen J. et al.: Case Management für Patienten mit Herzinsuffizienz, 2004]: Case Management für Patienten mit Herzinsuffizienz in der ambulanten Versorgung – Ein kritischer Review. Zeitschrift für Evidenz, Fortbildung und Qualität im Gesundheitswesen, Band 98, Nr. 3, 2004.

Gibbs J. S., McCoy A. S., Gibbs L. M., Rogers A. E., Addington-Hall J. M. [Gibbs J. S. et al.: Living with and dying from heart failure, 2002]: Living with and dying from heart failure – The role of palliative care. Heart, Band 88, Nr. 2, 2002.

Goehler A., Dietz R., Osterziel K. J., Siebert U. [Goehler A. et al.: Meta-Analyse zu Disease-Management Programmen bei Patienten mit chronischer Herzinsuffizienz, 2004]: Meeting-Abstract: Meta-Analyse zu Disease-Management Programmen bei Patienten mit chronischer Herzinsuffizienz (2004). https://www.egms.de/static/en/meetings/gmds2004/04gmds143.shtml (zugegriffen am 09. August 2018).

Hendricks V., Schmidt S., Vogt A., Gysan D., Latz V., Schwang I., Griebenow R., Riedel R. [Hendricks V. et al.: Case-Management-Programm für Patienten mit chronischer Herzinsuffizienz, 2014]: Case-Management-Programm für Patienten mit chronischer Herzinsuffizienz. Deutsches Ärzteblatt, Band 111, Nr. 15, 2014.

Horneber M., Deges S. [Horneber M., Deges S.: Revolutionary Hospital, 2018]: Revolutionary Hospital: Digitale Transformation und Innovation Leadership. 1. Auflage, Bibliomed Medizinische Verlagsgesellschaft (Melsungen 2018).

Hülsmann M., Peinreich J. M. [Hülsmann M., Peinreich J. M.: Disease Management bei Herzinsuffizienz, 2015]: Disease Management bei Herzinsuffizienz – Forderung und Herausforderung. Austrian Journal of Cardiology, Band 23, Nr. 1, 2015.

Korb H. [Korb H.: Integrierte Versorgung bei chronischer Herzinsuffizienz: Möglichkeiten der Telemedizin, 2005]: Integrierte Versorgung bei chronischer Herzinsuffizienz: Optionen für die Gesundheitsversorgung von morgen durch die Möglichkeiten der Telemedizin. Telemedizinführer Deutschland, Band 10, Nr. 1, 2005.

Lee W. C., Chavez Y., Baker T., Luce B. [Lee W. C. et al.: Economic burden of heart failure, 2004]: Economic burden of heart failure: A summary of recent literature. Heart & Lung, Band 33, Nr. 6, 2004.

McMurray J. J., Stewart S. [McMurray J. J., Stewart S.: Epidemiology, aetiology, and prognosis of heart failure, 2000]: Epidemiology, aetiology, and prognosis of heart failure. Heart journal, Band 83, Nr. 5, 2000.

Moser D. K., Mann D. L. [Moser D. K., Mann D. L.: Improving outcomes in heart failure, 2002]: Improving outcomes in heart failure – It's not unusual beyond usual care. Circulation, Band 105, Nr. 4, 2002.

Mosterd A., Hoes A. W., de Bruyne M. C., Deckers J. W., Linker D.T., Hofman A., Grobbee D. E. [Mosterd A. et al.: Prevalence of heart failure and left ventricular dysfunction, 1999]: Prevalence of heart failure and left ventricular dysfunction in the general population; The Rotterdam Study. European Heart Journal. Band 20, Nr. 6, 1999.

Neumann T., Biermann J., Erbel R., Neumann A., Wasem J., Ertl G., Dietz R. [Neumann T. et al.: Heart failure: the commonest reason for hospital admission, 2009]: Heart failure: the commonest reason for hospital admission in Germany: medical and economic perspectives. Deutsches Ärzteblatt, Band 106, Nr. 16, 2009.

Norris S. L., Nichols P. J., Caspersen C. J., Glasgow R. E., Engelgau M. M., Jack L., Isham G., Snyder S. R., Carande-Kulis V. G., Garfield S., Briss P., McCulloch D. [Norris S. L. et al.: The effectiveness of disease and case management, 2002]: The effectiveness of disease and case management for people with diabetes – A systematic review. American Journal of Preventive Medicine, Band 22, Nr. 4, 2002.

O'Connel J. B. [O'Connel J. B.: The economic burden of heart failure, 2000]: The economic burden of heart failure. Clinical Cardiology, Band 23, Nr. 3, 2000.

PricewaterhouseCoopers [PwC: Case Management im Krankenhaus, 2017]: Entlassmanagement und Case Management im Krankenhaus (2017). https://www.pwc.de/de/gesundheitswesen-und-pharma/entlassmanagement-und-case-management-im-krankenhaus.html (zugegriffen am 15. August 2018).

Roger V. L., Weston S. A., Redfield M. M., Hellermann-Homan J. P., Killian J., Yawn B. P., Jacobsen S. J. [Roger V. L. et al.: Trends in heart failure incidence and survival, 2004]: Trends in heart failure incidence and survival in a community-based population. Journal of the American Medical Association, Band 292, Nr. 3, 2004.

Sachverständigenrat für die Konzertierte Aktion im Gesundheitswesen [SVR Gesundheit: Bedarfsgerechtigkeit, 2000]: Bedarfsgerechtigkeit und Wirtschaftlichkeit. Über-, Unter-, und Fehlversorgung (2000). https://www.svr-gesundheit.de/index.php?id=291 (zugegriffen am 09. August 2018).

Sozialgesetzbuch (SGB) Fünftes Buch (V) [SGB V: § 1 Solidarität und Eigenverantwortung, 1988]: § 1 Solidarität und Eigenverantwortung. Artikel 1 des Gesetzes v. 20. Dezember 1988.

Statistisches Bundesamt [Statistisches Bundesamt: Fallpauschalenbezogene Krankenhausstatistik, 2017]: Fallpauschalenbezogene Krankenhausstatistik (DRG-Statistik) Diagnosen, Prozeduren, Fallpauschalen und Case Mix der vollstationären Patientinnen und Patienten in Krankenhäusern. Gesundheit, Band 12, Nr. 6, 2017.

Statistisches Bundesamt [Statistisches Bundesamt: Krankheitskosten, 2016]: Krankheitskosten. Herz-Kreislauf-Erkrankungen verursachen die höchsten Kosten (2016). https://www.destatis.de/DE/ZahlenFakten/GesellschaftStaat/Gesundheit/Krankheitskosten/Krankheitskosten.html (zugegriffen am 01. August 2018).

Störk S., Angermann C. E. [Störk S., Angermann C. E.: Das Interdisziplinäre Netzwerk Herzinsuffizienz, 2007]: Das Interdisziplinäre Netzwerk Herzinsuffizienz. Versorgungsforschung und Krankheitsmanagement. G+G Wissenschaft, Band 7, Nr. 1, 2007.

Von Korff M., Goldberg D. [Von Korff M., Goldberg D.: Improving outcomes in depression, 2001]: Improving outcomes in depression. British Medical Journal, Band 323, Nr. 7319, 2001.

World Health Organization [WHO: mHealth, 2011]: mHealth. New horizons for health through mobile technologies. Global Observatory for eHealth series - Volume 3 (Genf 2011).

Zugck C., Müller A., Helms T. M., Wildau H. J., Becks T., Hacker J., Haag S., Goldhagen K., Schwab J. O. [Zugck G. et al.: Gesundheitsökonomische Bedeutung der Herzinsuffizienz, 2010]: Health economic impact of heart failure: An analysis of the nationwide German database. Deutsche Medizinische Wochenschrift, Band 135, Nr. 13, 2010.

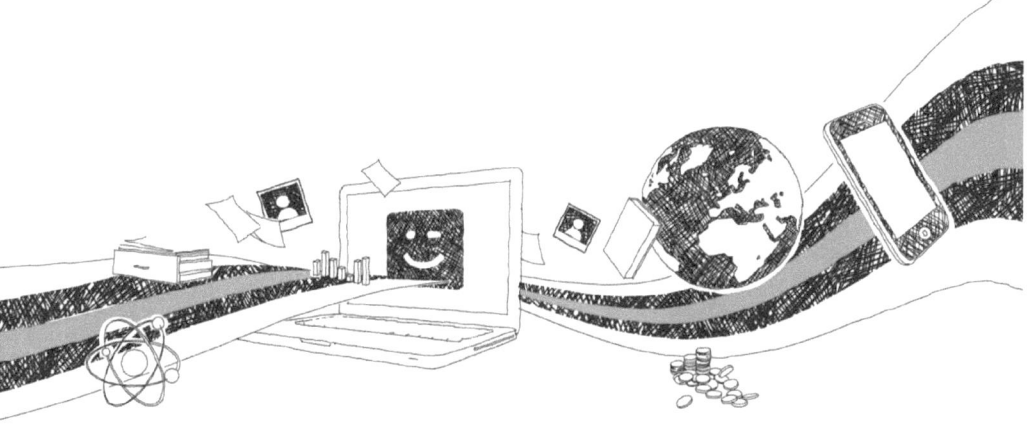
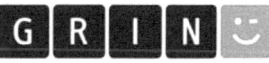